HYGIÈNE

DE LA

CHEVELURE

PAR

Le Docteur MARMONIER

(de Marseille)

Chevalier de la Légion d'honneur.
Officier d'Académie,
Membre de la Société de Dermatologie et de Syphiligraphie
de Paris.

MARSEILLE
—
1896

HYGIÈNE

DE LA

CHEVELURE

DU MÊME AUTEUR :

De la Transfusion du sang (*Ouvrage couronné par la Faculté de médecine*), 1869.

De la Péritonite et de la Pneumonie rhumatismales, 1873.

Contribution à l'étude de l'étiologie de la fièvre typhoïde, 1876.

Guide médical de l'officier détaché, 1876.

Des Accidents attribués à la médication salicylée, 1877.

De l'OEdème cutané dans la pleurésie, 1877.

De l'Anurie hystérique, 1878.

Diagnostic différentiel des maladies de la moëlle épinière (*avec préface de M. le Professeur Charcot*), 1879.

Relation d'une observation de Kyste hydatique suppuré du foie suivi de guérison, 1882.

De l'Hygiène des troupes en marche, 1891.

Des Modes de contagion du choléra et des moyens de s'en préserver, 1894.

Des Dermopathies blennorrhagiques, 1895.

De l'Hygiène de la peau, 1896.

De l'Hygiène dans la syphilis, 1896.

De l'Hygiène dans la blennorrhagie, 1896.

Grenoble, imprimerie F. ALLIER PÈRE ET FILS, Cours Saint-André, 26.

HYGIÈNE

DE LA

CHEVELURE

—◦══════◦—

Importance de l'hygiène de la chevelure.

La chevelure est un des compléments de la beauté chez les deux sexes. Chez la femme surtout, une riche et opulente chevelure constitue un important ornement. Pour être véritablement beaux, les cheveux d'une femme doivent être abondants, fins, longs, soyeux, lustrés, et naturellement ondulés.

Une forte chevelure est aussi un insigne de force et de santé. Enfin, elle est un agent de protection et de défense contre les chocs, les influences extérieures, les vicissitudes atmosphériques et météréologiques : froid, humidité, soleil, etc.

On comprend que la chevelure doive être l'objet de soins hygiéniques constants, dans le but de l'entretenir et de la conserver en bon état, de la préserver contre les causes diverses qui peuvent l'altérer, en un mot, de maintenir à un juste degré d'activité les fonctions du cuir chevelu, dans lequel vit et se développe le bulbe du cheveu.

Le cuir chevelu dépose à sa surface : 1º une sécrétion aqueuse, ordinairement inappréciable, mais qui, par moments, devient apparente sous le nom de *sueur*; 2º une sécrétion de matière grasse appelée *matière sébacée* ; 3º des écailles ou des débris furfuracés qui résultent de la transformation et du renouvellement des couches superficielles de l'épiderme. Quand le cuir chevelu n'est

pas l'objet de soins hygiéniques constants,
ses sécrétions sont retenues à sa surface, s'y
accumulent, s'augmentent encore des cor-
puscules et des poussières organiques venus
de l'atmosphère, et ont pour premier effet
d'irriter la peau. Pour éviter que cette irritation ne se transforme en une véritable maladie du cuir chevelu, il faut empêcher les
résidus et les poussières déposés à la surface
de celui-ci d'y séjourner. Les moyens les
plus simples y suffisent : ce sont des soins de
propreté. La propreté est la base fondamen-
tale de l'hygiène du cuir chevelu, hygiène
qui se rapporte à celle de la peau et qui
lui est intimement liée, hygiène applicable
en tous temps et en tous lieux, à tous les
âges et à toutes les personnes.

Soins de propreté.

Chez le nouveau-né, il se fait, au sommet
de la tête, une accumulation de croûtes

molles et tenaces. Un préjugé assez répandu
auprès de beaucoup de mères de famille, veut
qu'on respecte ces croûtes. On doit, au contraire, se garder de les laisser séjourner et
s'accumuler, et nettoyer la tête des enfants
toutes les fois que ces croûtes se montrent.
Le cuir chevelu de l'enfant étant facilement
irritable, on se contente d'y passer de temps
en temps une éponge imbibée d'eau tiède
pure ou savonneuse. Si les croûtes sont
tenaces, on les ramollit avec de l'huile
d'amandes douces, de l'huile d'olive, du
cérat frais, du cold-créam ou de la vaseline.
Si elles résistent à ces moyens, on recouvre
la tête de l'enfant d'un bonnet de caoutchouc
qu'on laisse toute la nuit ; le lendemain
matin, on procède à un lavage avec une
décoction de bois de Panama ou de racine
de saponaire, ou avec 150 gr. d'eau de chaux
dans laquelle on a battu un jaune d'œuf. On
a soin ensuite de bien sécher avec des linges
chauds, après avoir rincé à grande eau, puis
on étend une légère couche de substance hui-

leuse. Quand ce premier nettoyage de la tête
a été fait. on entretient la propreté du cuir
chevelu par des lotions faites de temps en
temps avec de l'eau tiède pure ou savonneuse.

L'adulte doit, sans doute, procéder au
nettoyage de son cuir chevelu toutes les fois
que cela est nécessaire. Mais, en général, il ne
doit le faire que toutes les deux ou trois
semaines. à moins qu'il ne soit, par profes-
sion ou par genre de vie, trop exposé aux
poussières extérieures ; dans ce cas, il peut
le faire tous les dix jours environ.

Pour se nettoyer la tête, il se sert d'eau
tiède pure. ou d'une décoction faible de bois
de Panama. Quand, avec l'aide de la main,
il a répandu le liquide sur la tête, il peut se
frictionner avec du savon, par exemple avec
le savon au Panama. Il frotte ensuite, à
l'aide des doigts, le cuir chevelu avec assez
de force. tout en ayant soin cependant de ne
pas tordre les cheveux. de ne pas exercer de
tractions trop énergiques sur leur racine, de
peur d'en arracher un certain nombre. Quand

la tête est bien couverte de mousse et que
le cuir chevelu est suffisamment savonné, il
fait un dernier lavage à l'eau tiède pure
pour enlever les détritus qui ont été ramol-
lis et détachés par les frictions savonneuses,
il pratique une friction avec une solution
alcoolique aromatique, il essuie ensuite et
sèche soigneusement les cheveux et le cuir
chevelu à l'aide de serviettes chauffées.

Il arrive parfois que des poux apparais-
sent sur la tête mal surveillée de certains
enfants. On sait combien ils se propagent
facilement, et comment leur présence pendant un certain temps peut provoquer des
maladies du cuir chevelu (eczéma, impétigo).
On doit donc les détruire sans retard, et
employer, dans ce but, d'abord un savonnage du cuir chevelu, puis des lotions para-
siticides (alcool camphré, ou une solution
de un gramme de sublimé dans un demi-litre
d'eau additionnée d'un peu de vinaigre). Au
bout de deux ou trois jours au maximum,
tous les insectes sont détruits, mais quelques

lentes ou œufs persistent adhérents aux cheveux. Pour les détacher, on imprégne les
cheveux de vinaigre chaud, puis on peigne
avec un peigne fin trempé également dans
du vinaigre chaud. Les lentes se détachent
sous l'action de ce vinaigre, glissent le long
du cheveu et viennent avec le peigne. Lorsque
les cheveux sont débarassés des poux et des
lentes, on complète leur nettoyage par des
lavages au savon, répétés matin et soir pendant deux ou trois jours.

Influence de l'humidité.

Certaines personnes ont l'habitude, soit
dans un but de propreté exagérée, soit pour
augmenter momentanément la souplesse et
l'éclat de leur chevelure, de se laver la tête à
l'eau froide tous les matins, soit en plon-
geant la tête dans la cuvette, soit en l'expo-
sant à un jet d'eau quelconque, soit enfin en
passant à plusieurs reprises la brosse préa-

lablement trempée dans le pot à eau.

Cette pratique est des plus nuisibles aux cheveux; la plupart du temps, on n'essuie pas la tête avec assez de soin, et si on ne prend pas la précaution de mettre ensuite un peu d'huile sur les cheveux pour remplacer la matière grasse que l'on a enlevée. les cheveux, dépouillés du vernis protecteur fourni par la matière sébacée, se gonflent d'abord sous l'influence de l'humidité, puis deviennent secs. cassants. ternes, et subissent des modifications plus ou moins profondes qui déterminent tôt ou tard de l'alopécie et même une calvitie définitive.

On doit donc préserver les cheveux de l'humidité, ne pas les soumettre à des lavages fréquents, et quand ils ont été mouillés ainsi qu'il a été dit précédemment, ou au sortir d'un bain ou d'une douche. les essuyer aussitôt et les sécher avec soin.

Pour la même raison, les personnes sujettes à une abondante transpiration du cuir chevelu (les arthritiques en particulier) doi-

vent, si elles veulent éviter une calvitie précoce, éponger la sueur au fur et à mesure
qu'elle se produit, s'essuyer les cheveux
toutes les fois qu'ils sont humides. sécher
les cheveux humides en pratiquant de légères frictions avec un mouchoir ou un linge
sec, aérer les cheveux en passant à plusieurs
reprises dans leur masse la pulpe des doigts.
Pendant tout le temps que dure la transpiration du cuir chevelu, elles doivent éviter de
se laver la tête avec de l'eau froide, de s'exposer aux variations brusques de la température en passant nu-tête d'un endroit chaud
dans un endroit frais.

Influence des subtances grasses.

Les cheveux sont secs lorsqu'il y a insuffisance ou absence de la sécrétion de la matière sébacée, sous l'influence de l'altération
ou de la destruction des glandes sébacées
qui sont annexées aux cheveux.

On comprend dès lors que l'on doive s'appliquer à remplacer, autant qu'il est possible, la matière sébacée par des substances grasses, dans le but de conserver l'intégrité du cuir chevelu et la souplesse de la chevelure. On pratiquera donc, sur le cuir chevelu, quand les cheveux seront secs, des onctions avec des substances grasses.

Quand on graisse ses cheveux au moment de la toilette du matin, il faut se garder de passer ensuite, ainsi que certaines personnes ont l'habitude de le faire, une brosse trempée dans l'eau ; en effet, l'eau glissant le long du cheveu gras vient mouiller inutilement la racine du cheveu qu'elle altère à la longue.

Nombre de personnes se refusent à graisser leurs cheveux, quand ils sont secs, pour diverses raisons : les unes craignent de salir leurs chapeaux, d'encrasser le cuir chevelu; les autres, de donner à leur chevelure un aspect brillant susceptible de foncer le ton de leur chevelure ou de nuire à l'action de la teinture qu'elles peuvent employer, ou bien

encore de ne pouvoir se coiffer selon les
caprices de la mode qui exige de nos jours
que les cheveux soient disposés non plus en
bandeaux lisses et épais, mais en frisures
légères.

Il est certain que la façon de se coiffer
actuellement ne s'accommode pas facilement
de l'emploi des onctions grasses ; mais l'hy-
giéniste ne doit se préoccuper de la mode
que d'une façon secondaire, et a pour devoir
de signaler les inconvénients qui doivent
résulter tôt ou tard de l'insuffisance des
soins apportés à la chevelure.

Certaines personnes, dans le but d'orner
leur chevelure, de favoriser les dispositions
de leur coiffure, d'en corriger les défauts ou
les imperfections, d'en dissimuler les infir-
mités en cherchant à masquer l'odeur plus
ou moins désagréable qui s'exhale parfois
de certaines chevelures, emploient journel-
lement des pommades. L'emploi journalier
des pommades est plutôt nuisible qu'utile.
En effet, les pommades finissent à la longue

par empâter les cheveux, par en modifier la
couleur presque toujours avec désavantage.
De plus elles rancissent facilement. commu-
niquent à la chevelure une odeur désagréable.
et laissent sur la tête un résidu compacte.
malpropre et irritant. Il convient donc de
ne faire des onctions grasses que lorsque le
cuir chevelu est sec, de ne les faire que de
temps en temps. et d'une certaine façon. On
ne doit appliquer qu'une petite quantité de
corps gras à la fois. L'homme, dont les cheveux sont courts. doit se graisser légèrement
la pulpe du doigt et frictionner ensuite doucement le cuir chevelu. Chez la femme, il est
nécessaire, pour appliquer convenablement
le corps gras, de séparer les cheveux à droite
et à gauche par une série de raies très rap-
prochées, et de déposer le corps gras sur
chaque raie à l'aide d'une tige quelconque
munie à son extrémité d'un peu de coton
légèrement graissé et que l'on fait glisser
doucement le long de chaque raie.

Il faut se défier, en général, des pommades

qui sont livrées dans le commerce : bon nombre d'entre elles sont composées d'une graisse de qualité inférieure qui rancit rapidement; les huiles essentielles communes dont on se sert pour les parfumer n'ont souvent d'autre but que de masquer leur odeur de rance. Il est préférable, quand ·l'usage d'une pommade est reconnu nécessaire, de la faire faire par son pharmacien, afin d'être sûr de la fraîcheur et de la bonne qualité des éléments qui la composent. La pommade que nous recommandons dans ce cas est la suivante :

Moelle de bœuf préparée....	24 grammes.
Huile d'amandes douces.....	8 —
Baume du Pérou..........	XX gouttes.
Essence de bergamotte......	VI —
M. S. A.	

Souvent on préfère les huiles aux pommades. On emploie alors l'huile de ricin, (qui rancit le moins facilement), l'huile d'amandes douces, l'huile antique ou l'huile de Célébes.

Toutes ces huiles doivent être souvent
renouvelées ; il ne faut jamais s'en servir
dès qu'elles commencent à rancir.

Peignes et brosses.

Chacun doit posséder et se servir, pour
les soins de la tête, d'un démêloir, d'un peigne fin et d'une brosse. Ce sont là des objets
d'utilité première, et dont personne ne doit
ignorer ni négliger l'emploi, car leur usage,
aidé de temps à autre d'un nettoyage de la
tête, suffit, en général, à maintenir à un
juste degré d'activité les fonctions du cuir
chevelu.

Chez les très jeunes enfants, le peigne
n'est pas nécessaire. Nous avons dit comment on doit leur nettoyer la tête. Il suffit,
en dehors de ces lavages, de leur brosser le
matin le cuir chevelu avec une brosse très
douce. A mesure qu'ils avancent en âge, on

emploie une brosse un peu plus forte ; mais il faut toujours se garder d'irriter le cuir chevelu.

Enfin, dès que l'enfant a une chevelure suffisamment longue, il doit, comme l'adulte, se servir d'un peigne. Cet instrument est nécessaire pour démêler chaque jour les cheveux, pour leur imprimer une direction habituelle, et pour les aérer.

Lorsque les cheveux sont longs, on doit surtout faire usage du peigne à dents écartées que l'on appelle le démêloir. En tout cas, il faut toujours commencer la toilette avec lui : les dents n'en doivent pas être trop aiguës, car alors il est irritant et douloureux ; elles ne doivent présenter ni la moindre inégalité ni la moindre aspérité, car elles pourraient casser et arracher les cheveux.

On ne se servira du peigne fin que lorsque les cheveux auront déjà été passés au démêloir. Du reste, le peigne fin, qui doit présenter les mêmes qualités que le démêloir, peut être nuisible en des mains peu expérimentées. Nombre de personnes tâchent surtout avec lui de détacher et de faire tomber les pellicules : c'est un très mauvais procédé, grâce auquel un certain nombre de cheveux sont arrachés, et qui devient une cause d'irritation du cuir chevelu, une cause de recrudescence des pellicules au lieu d'assurer leur disparition.

Il est préférable, dans ce cas, d'employer les lavages et la brosse. Néanmoins le peigne fin est souvent utile pour lisser une chevelure saine dont les diverses parties auront déjà été dirigées par le démêloir dans le sens qu'elles doivent avoir.

L'adulte doit faire usage d'une brosse dure : les touffes de crin en seront disposées de telle façon que celles du milieu soient plus saillantes que celles de la périphérie ; elles seront assez écartées pour pouvoir pénétrer dans la masse des cheveux sans la moindre difficulté et sans exercer sur eux de trop forts tiraillements. Lorsque les cheveux auront été démêlés avec le gros peigne, on les brosse suivant le sens dans lequel ils ont été disposés, avec assez d'énergie pour que l'on éprouve au cuir chevelu une certaine sensation de chaleur agréable, mais pas assez cependant pour produire de l'irritation. On fera, de cette façon, disparaître la plus grande partie des pellicules. Pour terminer la toilette et pour donner du brillant à la chevelure, on peut en lustrer la surface avec une brosse douce. La brosse, on le voit, n'a pas les inconvénients du peigne fin mal dirigé ou trop fréquemment employé : elle enlève les pellicules et les poussières déposées à la surface du cuir chevelu sans causer de l'irritation, et détermine une excitation douce et favorable au développement de la chevelure.

Il faut se défier du nettoyage à la brosse mécanique, parce qu'il ne s'obtient qu'à la condition de déployer une force assez considérable pour agiter, secouer, ébranler la chevelure dans toute sa masse, et parce que l'usage de la brosse mécanique, que l'on ne

peut nettoyer que difficilement et imparfai-
tement, devient un danger au point de vue
de la contagion de certaines maladies du
cuir chevelu.

La plus grande propreté est indispensable
pour les instruments servant aux soins de
la tête, surtout pour les peignes dont les
dents s'encrassent rapidement et exigent
alors, pour remplir leur office, une violence
et des efforts qui peuvent casser le cheveu
ou le déraciner. Cette recommandation
s'adresse également à la brosse, qui ne tarde
guère à se charger de tous les détritus (pellicules, poussières) que la tête lui abandonne
chaque jour.

On nettoie les brosses à l'aide de l'ammoniaque : on met deux petites cuillerées d'ammoniaque dans un litre d'eau, et l'on trempe
les soies de la brosse dans ce liquide, en
préservant de son mieux le dos de la brosse.
Une immersion de quelques instants suffit à
enlever toute graisse. La brosse est ensuite
rincée à l'eau claire ; on la fait sécher au
grand air et non au soleil.

Les peignes en corne de buffle, en écaille,
ne se lavent jamais à l'eau bouillante ; tout
le monde sait comment on les décrasse. Les
démêloirs métalliques, au contraire, sup-
portent parfaitement l'action de l'eau bouillante.

Quand on veut procéder à un nettoyage
plus complet, à la désinfection des objets
servant aux soins de la tête, on plonge les
instruments métalliques dans l'eau bouillante, ou on les passe, après chaque opération, à la flamme d'une lampe à alcool ;
on lave à l'eau de savon les peignes et les
brosses, et on les plonge ensuite dans une
solution de sublimé (2 grammes pour 200
grammes d'eau). De cette façon, on évite les
maladies contagieuses du cuir chevelu que
les instruments des coiffeurs peuvent trans-
mettre : par exemple, la pelade, la teigne. la
syphilis même.

Il conviendrait que tous ceux qui se font
donner des soins par un coiffeur aient chez
celui-ci des instruments leur appartenant

en propre (peignes, brosses, rasoirs, pin-
ceaux, houppes, etc.), contenus dans une
boîte fermant à clef, afin d'être assurés qu'ils
ne servent qu'à eux.

Dans le cas contraire, il serait nécessaire
que le rasoir, les ciseaux, la tondeuse, faute
d'un stérilisateur à air chaud, soient trem-
pés dans l'eau bouillante avant de s'en
servir.

Soins à donner à la barbe.

De même que la chevelure, la barbe joue
un rôle protecteur vis-à-vis des parties
qu'elle recouvre ; c'est ainsi qu' « elle est
tous les jours d'un utile secours contre les
névralgies faciales, les maux de dents, les
irritations qui résultent de l'exposition du
visage à un vent trop vif ou à une forte chaleur ; aussi doit-elle être fréquemment bros-
sée, et, autant que possible, dans le sens de

l'implantation des poils, puis peignée avec soin, avec un démêloir à dents espacées. Comme les cheveux, elle sera enduite de temps en temps d'une substance grasse (huile parfumée, *brillantine*), qui conservera aux poils leur aspect brillant et leur souplesse, surtout après les ablutions de la face qui, à la longue, gonflent les poils et les rendent friables et cassants. » (Dr H. Fournier.)

Au point de vue hygiénique, il n'est donc pas indifférent, pour certaines personnes, de se faire raser ou de porter la barbe longue. En dehors des considérations exposées précédemment, la barbe et la moustache défendent la bouche et les fosses nasales en arrêtant mécaniquement les poussières et les corps étrangers qui auraient tendance à y pénétrer (mineurs, tailleurs de pierre, mécaniciens, chauffeurs, etc.). Ceux qui portent la barbe doivent la porter modérément courte, de façon qu'ils puissent lui donner tous les soins qu'elle réclame, la débarrasser facile-

ment et souvent des poussières qui y ont
été déposées, des agents de contagion qui
peuvent y avoir élu domicile, ainsi que des
parasites qui, de même qu'au cuir chevelu,
en font leur habitat de prédilection.

Quant à celui qui se fait raser, il devra,
ainsi que nous l'avons déjà dit, surveiller
attentivement le rasoir dont se sert son barbier, ou ne se servir que d'un rasoir lui
appartenant. Il évitera, de cette façon, les
maladies contagieuses de la barbe (pelade, etc.), certaines affections de la peau,
voire même certaines maladies générales, la
syphilis, par exemple, qui se transmettent
par contagion, et dont le barbier promène
inconsciemment sur la figure de ses clients
les germes qui s'introduisent dans le sang
par la moindre coupure, par la plus petite
érosion.

Ce n'est pas tout. Sous le prétexte d'éteindre le *feu du rasoir*, le barbier projette sur
la peau du visage des poudres ou des vinai-
gres plus ou moins frelatés ou irritants, qui

peuvent à eux seuls occasionner de l'inflammation. Il faut donc rejeter ces attentions post-opératoires du barbier et se contenter d'éteindre le feu du rasoir avec de l'eau fraîche ou une solution antiseptique. C'est encore le moyen le plus sûr en même temps que le plus inoffensif (Dr Laffon).

Manière de se coiffer.

La question de la coiffure adoptée par les femmes est d'une certaine importance et mérite d'être étudiée.

La femme consacre chaque jour un certain temps à façonner ses cheveux suivant les caprices de la mode. Elle les ondule, les tresse, les natte, les roule en torsades, en tire-bouchons, les emprisonne dans des papillottes, etc. Rien n'est plus nuisible aux cheveux que d'être serrés, tourmentés, tordus, tiraillés dans tous les sens, emprison-

nés dans des liens qui les étreignent. Grâce
à ces manœuvres, les cheveux sont ébranlés
et tombent ensuite spontanément ou sous
l'influence des causes les plus diverses ;
leur chute se manifeste d'abord au sommet
de la tête ainsi que sur la raie qui partage
les cheveux, parce que ces points sont ceux
sur lesquels les cheveux sont ordinairement
soumis à des tractions répétées et exagérées,
par l'intermédiaire d'épingles ou de peignes
destinés à soutenir l'édifice des vrais ou faux
cheveux.

Le cheveu a besoin d'air pour vivre bien
portant. Aussi la femme qui voudra conserver une belle chevelure devra choisir une
mode de coiffure qui laissera aux cheveux,
dans la mesure compatible avec l'usage et
la mode, une liberté plus grande. Elle sépa-
rera ses cheveux en larges bandeaux, plats
ou légèrement soulevés, facilement pénétra-
bles à l'air : elle les enroulera mollement ;
elle pourra même leur donner parfois des
dispositions plus complexes, les façonner, les

tresser, les natter, selon les besoins de la coiffure, mais à la condition de les replier derrière la tête en les fixant avec de grosses épingles à cheveux bien unies, de ne pas trop les serrer, de n'employer aucune violence dans la manœuvre, et de les dénouer pour les laisser flottants pendant une partie du temps consacré à la toilette du matin et du soir (Dr Bazin).

L'irritation produite par le peigne sur les mêmes endroits peut favoriser une calvitie précoce. Aussi la femme doit-elle varier son mode de coiffure de temps en temps, pendant deux ou trois jours, si elle ne veut voir sa chevelure s'éclaircir sur ces mêmes endroits ; la chevelure devient, en effet, moins épaisse, lorsqu'on l'arrange sans cesse de la même façon, parce que les cheveux sont alors toujours tiraillés dans le même sens. Il est utile également de ne pas toujours tracer la raie au même endroit, d'en tracer de temps en temps de nouvelles à côté des anciennes. Cette pratique a pour résultat de maintenir

les raies fines ; le contraire se produit quand
on néglige ce soin.

Il faut éviter de se servir de cosmétiques
fixateurs dont l'application s'accompagne
de tiraillements sur les cheveux et leur est
par suite préjudiciable.

L'ondulation et la frisure des cheveux sont
fréquemment pratiquées dans le but d'imprimer aux·cheveux une direction et des
apparences qui ne sont pas en rapport avec
leur tendance naturelle. Elles sont obtenues
soit par l'intermédiaire du fer chaud, soit
par celui d'épingles, de bigoudis, de petites
nattes fines et serrées que l'on maintient
ainsi durant toute la nuit. Ces pratiques ont
des inconvénients d'autant plus marqués
que les cheveux sont plus rebelles de leur
nature, moins flexibles, plus difficiles à ma-
nier. Elles portent atteinte à la vitalité du
cheveu, parce que les coiffures en nattes
serrées exigent une tension trop forte et
nuisible à la nutrition des cheveux, et
parce que les cheveux les plus tendus se

cassent ou sont arrachés fréquemment
Quant au fer chaud, il désséche les cheveux
aussi bien que les poils de la barbe ; il les
rend friables, cassants, ternes ; il entrave
leur nutrition et prédispose à leur chute
précoce. Les personnes qui font usage du
fer chaud, ne doivent s'en servir que de loin
en loin ; elles doivent plutôt se servir du fer
chauffé à l'eau bouillante, dont l'action est
un peu moins nuisible. Les femmes qui sont
soucieuses de conserver longtemps une belle
chevelure ne doivent se friser qu'à l'aide de
papillottes ; et encore ne doivent-elles le faire
qu'en employant la plus grande douceur.

Le crêpage des cheveux leur est toujours
nuisible, en ce qu'il les emmêle d'une manière
inextricable et provoque ensuite leur tiraille-
ment, leur arrachement, lorsqu'on veut
les peigner.

Nombre de femmes coupent fréquemment
les petits cheveux autour du front pour en
faire des frisons qui descendent sur le front.
Cette pratique est mauvaise : elle a pour

résultat de rendre ces cheveux durs. raides et plus gros, alors qu'ils étaient fins et soyeux.

Nombre de femmes ont l'habitude, en se coiffant chaque matin, de mouiller leurs cheveux pour les lisser ; l'humidité, ainsi qu'on l'a vu plus haut, est défavorable à la vitalité de la chevelure.

La femme, pas plus que l'homme. ne doit dormir la tête couverte. Sa chevelure sera plus belle, plus soyeuse, nous le répétons, si elle n'est pas comprimée, emprisonnée. Aussi fera-t-elle bien, le soir, de relever simplement ses cheveux au-dessus des oreilles, sans les tirer, et de les tresser *lâchement* en une seule natte, nouée seulement au bout, à l'aide d'un ruban quelconque. Elle se trouvera bien de dormir ainsi, sans les envelopper d'un bonnet quelconque ; plus ses cheveux seront libres, divisés, plus ils deviendront brillants et lustrés.

L'habitude qu'ont beaucoup de personnes de se couvrir la tête chaudement pour passer la nuit, est des plus mauvaises, surtout pour celles dont le cuir chevelu transpire facilement. Un filet à mailles lâches constitue la coiffure de nuit la plus hygiénique ; car le bonnet, le foulard ou la coiffe s'opposent à l'aération de la chevelure, et, s'ils se détachent durant le sommeil, exposent à des rhumes par suite de l'action d'un air froid sur un cuir chevelu en état de moiteur. On remarque que les personnes qui ont l'habitude de coucher nu-tête, conservent plus longtemps leurs cheveux et grisonnent moins vite que celles qui font usage du bonnet.

Pour bien entretenir sa chevelure, la femme doit la brosser avec une brosse douce le soir avant de se coucher et lorsqu'elle fait sa toilette de jour. Quand elle veut se coiffer, elle doit commencer à démêler l'extrémité des cheveux, après avoir divisé sa chevelure en trois ou quatre mêches ; si elle peignait ses cheveux, de leur racine à leur extrémité, sans avoir pris la précaution de les

séparer en plusieurs mèches, elle s'expose-
rait à les tirailler et à en arracher facilement
un certain nombre. Quand elle veut défaire
sa coiffure, elle doit, après avoir dénoué ses
cheveux, les secouer doucement, les diviser
à l'aide des doigts, pour les aérer, et les
laisser flotter un certain temps sur ses
épaules, ainsi que nous l'avons déjà dit,
avant de commencer sa coiffure.

Pour les mêmes raisons, la mode qui consiste à laisser porter aux petites filles les
cheveux flottants sur leurs épaules est des
plus favorables au développement de la
chevelure.

On sait que, pendant les maladies graves
(fièvre typhoïde, etc.), les convalescences
longues, les cheveux deviennent secs, cassants, ternes, et restent par poignées entre
les dents du démêloir. Sans doute, la nature,
à la longue, répare ce désastre de la chevelure; mais, l'hygiène venant à son aide, la
réparation sera beaucoup plus prompte, plus
complète. Il est donc nécessaire, quand on

prévoit qu'une maladie longue forcera
d'avoir la tête incessamment appuyée sur
un oreiller, de démêler et de peigner les
cheveux de temps à autre, de les isoler par
mêches en forme de nattes, que l'on fixera
soigneusement ; sinon, les cheveux s'em-
mêlent d'une façon inextricable, à tel point
que le démêloir ne peut y pénétrer sans faire
éprouver de vives douleurs et sans en arracher une certaine quantité.

Coupe des cheveux.

La coupe des cheveux est inutile durant
les premières années de la vie, si ce n'est à
de longs intervalles. Couper fréquemment
les cheveux de l'enfant sous le prétexte d'en
favoriser la croissance, de les rendre plus
beaux, plus épais, est un préjugé que rien ne
justifie. C'est à cet âge que la tète a souvent
besoin d'être protégée, dèfendue, et nous ne

saurions trop recommander aux mères de
respecter cette coiffure naturelle, qu'aucune
autre ne remplace et ne supplée. Il ne faut
pas cependant claisser aux enfants les cheveux trop longs, parce qu'on peut ainsi
tenir plus difficilement leur tête dans un état
de propreté absolue. A partir de l'âge de
quatre à cinq ans, on peut laisser pousser les
cheveux des petites filles ; si cependant elles
sont exposées par leur situation sociale à ne
pas prendre un soin suffisant de leur personne, il vaut mieux tenir les cheveux coupés à une longueur modérée jusqu'à l'âge de
la puberté.

Chez l'homme, la coupe périodique des
cheveux, pratiquée avec mesure, est sans
inconvénient. Elle ne doit pas, en l'état de
santé, être trop fréquemment renouvelée :
elle ne doit avoir pour but que de ramener
la chevelure à des dimensions qui ne peuvent
incommoder ; enfin, elle doit être pratiquée
par des coiffeurs intelligents et soigneux.
qui n'exercent pas sur les cheveux des trac-

tions souvent brusques et saccadées et capa-
bles de déterminer une certaine irritation
du cuir chevelu.

Quelle longueur convient-il de laisser à
la chevelure de l'homme? Rien d'absolu
ne saurait être établi à cet égard. Les cheveux ne doivent pas être trop longs, parce
qu'ils exigeront des soins continus que
l'homme, absorbé par des travaux inces-
sants, ne saurait leur consacrer toujours.
Les cheveux ne doivent pas non plus être
portés complètement ras, parce qu'ils constituent pour la région qu'ils recouvrent une
sortent de vêtement qui la protège, l'abrite,
la fortifie, et que l'en dépouiller complètement serait contraire aux règles d'une
hygiène bien entendue de la tête. De plus,
si on se fait d'ordinaire couper les cheveux
ras, il faut nécessairement les faire couper
souvent, ce qui a pour résultat d'irriter les
bulbes pileux et de les déchausser par les
saccades fréquentes qui leur sont impri-
mées.

A l'heure actuelle, l'homme porte généralement les cheveux assez courts. Cette pratique ne nous paraît pas mauvaise, excepté
chez les sujets fort suceptibles au froid. aux
angines, aux névralgies dentaires, aux
catarrhes du nez ou du larynx, dans les
pays surtout où les variations atmosphériques sont fréquentes : ces individus ont besoin d'une chevelure un peu plus longue
pour ne pas s'enrhumer aussi facilement.
Si l'on a adopté chez nos soldats la mode
des chevéux coupés ras, c'est parce qu'ils
n'ont pas le temps ni les moyens de soigner
leur chevelure ainsi qu'il convient ; c'est
aussi parce que ce sont des hommes jeunes,
sains, robustes, bien portants, et que ce
mode de coiffure ne saurait convenir à tous
les âges et à tous les tempéraments ; c'est
enfin parce qu'ils sont tenus de porter constamment en public une coiffure d'ordon-
nance qui protège leur cuir chevelu.

La meilleure coupe de cheveux consiste à
se faire de temps en temps *rafraîchir* les

cheveux, c'est-à-dire à en faire couper chaque fois une portion minime, afin de les
avoir toujours d'une longueur à peu près
semblable. Cette pratique est recommandée
à ceux qui ont l'habitude de porter les cheveux trop longs, à ceux dont les cheveux
sont grêles, chétifs, clair-semés et tombent
facilement.

Chez l'enfant, la tonte répétée constitue
une pratique fâcheuse : la chevelure doit
être simplement rafraîchie. Les plus belles
chevelures sont celles que le ciseau n'a
jamais touché (Dr Cazenave).

Après une maladie, l'homme sera souvent
obligé de se faire couper les cheveux très
courts, dans le but d'arrêter leur chute et de
raviver les bulbes pileux languissants. La
femme fera, dans ce cas, couper sa longue
chevelure en trois fois ; à chaque fois, elle
en fera tomber une certaine hauteur, pro-
portionnée à la longueur des cheveux ; la
troisième coupe ne devra pas dépasser le lobe
de l'oreille. Elle devra se résigner à rester

coiffée un certain temps en garçon, puis en
fillette, à mesure que ses cheveux grandi-
ront ; l'usage d'une perruque, de postiches
quelconques, aurait, ainsi qu'on le verra
plus loin, des résultats regrettables.

Il ne faut pas oublier que, dans le cas où
il sera indiqué de couper entièrement les
cheveux à très peu de distance du cuir chevelu, on ne saurait prendre trop de précautions pour prévenir les accidents que cette
opération pourrait entraîner après elle, tels
que des angines, des névralgies, des cory-
zas, etc. On devra choisir, de préférence, un
jour sec et chaud, pour éviter les rhumes
qui succèdent fréquemment à une coupe de
cheveux pratiquée lorsqu'on est obligé de
sortir ensuite par un temps froid et humide.
Enfin, en règle générale, on évitera de se
faire couper les cheveux après un repas
copieux, ou lorsqu'on est malade.

En résumé, les soins hygiéniques à donner
aux cheveux consistent à entretenir la propreté de la tête par l'usage journalier du

peigne et de la brosse, aidé de temps à autre
par un savonnage bien fait, à aérer la chevelure, à soustraire le cuir chevelu aux
transitions brusques de la température, à
l'essuyer soigneusement et à le sécher lorsqu'il est mouillé ou qu'il est le siège d'une
transpiration abondante, à éviter d'exercer
des tiraillements sur les cheveux, enfin à
les faire *rafraîchir* de temps en temps.

Des coiffures.

Le choix d'une coiffure conforme aux pré-
ceptes de l'hygiène repose sur ce que nous
avons déjà dit, à savoir que les soins de
propreté de la tête sont d'une grande importance, que le cheveu ne doit être ni tiraillé
ni comprimé, qu'il a besoin d'air, que l'action répétée ou continue de l'humidité et de
la chaleur exerce sur lui une modification
fâcheuse. et qu'enfin toutes les causes sus-

ceptibles de provoquer l'irritation du cuir
chevelu, d'en exagérer les fonctions sécré-
toires, retentissent presque fatalement sur
le bulbe pileux, et, par suite, sur le cheveu
lui-même.

Donc, pour qu'un chapeau ne soit pas
nuisible, il faut qu'il permette à l'air de cir-
culer librement autour de la tête, qu'il ne
favorise pas l'accumulation à sa surface de
l'air chaud et de la sueur, qu'il ne soit pas
lourd, qu'il ne comprime pas le crâne et ne
gêne pas sa circulation.

Dans les premiers temps de la vie, la tête
réclame des moyens de protection contre
l'influence des agents extérieurs : les béguins,
les bonnets, telles sont les coiffures qui con-
viennent à cet âge. Mais ensuite, lorsque les
cheveux auront acquis un développement
suffisant, il sera bon d'accoutumer les enfants à rester la tête ordinairement découverte ; cette habitude, contractée de bonne
heure, aura pour effet d'endurcir le cuir chevelu, de diminuer son impressionnabilité, et

c'est ainsi que, plus tard, lorsque la calvitie sera venue, le vieillard pourra peut-être se dispenser de l'usage des chevelures artificielles.

Pour l'homme, il existe deux genres bien distincts de coiffures : le chapeau et la casquette. qui se divisent chacun en plusieurs espèces.

Le chapeau noir, dit chapeau haut de forme, est lourd et incommode ; il étreint la tête dans un cercle inextensible, peut même gêner la circulation sanguine du cuir chevelu et comprimer certains nerfs ; il concentre et immobilise au-dessous de lui, en raison de son imperméabilité, une masse d'air qui s'échauffe et s'imprègne d'humidité ; de là des troubles de sécrétion du cuir chevelu qui finissent par altérer le cheveu et en déterminer la chute. Tout cela est bien connu, tout cela a été dit, répété cent fois, et cependant, ô tyrannie de la mode, le chapeau noir se porte toujours, même et surtout par les médecins !

Il y a encore le chapeau plat, dit chapeau mou, muni de bords plus ou moins larges. Ce chapeau peut être en paille, en coton, en drap ; il n'a pas alors les mêmes inconvénients que le chapeau noir. Mais quand il est en soie, en feutre de poils de lapin ou de castor, il est passible des mêmes reproches que le chapeau noir.

La casquette est une coiffure faite d'étoffe ou de peau, et munie sur le devant d'une visière destinée à préserver du soleil la partie supérieure du visage. Selon le tissu dont elle est composée, elle peut donner lieu aux mêmes réflexions que le chapeau plat.

Le képi, qui est la coiffure adoptée par l'armée, par la plupart des maisons d'éducation, etc., se rapproche de la casquette par sa légèreté et par sa souplesse.

Le schako est une coiffure plus lourde. Plus lourd encore est le casque, dont le port habituel est une cause de calvitie précoce, et qui est passible des mêmes reproches, si ce n'est davantage, que le chapeau haut de forme.

La calotte est faite ordinairement en velours, en drap ou en soie. Si elle est d'un usage commode et utile pour les personnes dont la tête est impressionnable à l'air, du moins elle emprisonne étroitement le crâne sur lequel elle se moule, elle condense autour de lui la vapeur perspiratoire et empêche l'aération. Il vaut donc mieux s'en abstenir quand son usage n'est pas motivé par la nécessité.

Nous recommandons donc, comme coiffure hygiénique, un chapeau léger. Il est préférable d'adopter le chapeau plat, de l'ôter de temps en temps pour renouveler l'aération des cheveux, et de rester la tête découverte à la maison. L'air, nous ne le répéterons jamais assez, est aussi essentiel à la vie des cheveux qu'à celle des végétaux : la persistance des cheveux de la nuque et du pourtour de la tête, persistance qui s'observe jusqu'à un âge souvent très avancé, provient sans doute de ce que, dans ces régions du crâne, les cheveux sont plus aérés, en ce sens qu'ils ne sont point recouverts par les diverses coiffures.

La femme, qui a la tête naturellement protégée par sa chevelure convenablement disposée, pourrait, pour cette raison, plus que l'homme, se dispenser de porter une coiffure. Sa coiffure étant plus perméable à l'air, elle conserve plus longtemps ses cheveux que l'homme qui a la plupart du temps la tête couverte.

La femme porte le chapeau ou le bonnet. Le chapeau, fait ordinairement en paille ou en étoffe, est léger. Cependant il est parfois lourd, et par lui-même lorsqu'il est fait en feutre avec de larges bords, et par les accessoires dont on le charge dans un but d'ornement.

Le bonnet, en lingerie ou en dentelle, est une coiffure plus ample, plus souple, plus légère, plus perméable à l'air, et qui devrait être préférée au point de vue de l'hygiène. Mais, ici encore, la mode l'emporte, et le chapeau reste la coiffure habituelle de la femme.

Beaucoup de femmes ont l'habitude de s'envelopper presque constamment la tête avec un mouchoir, un foulard, un serre-tête, un fichu de laine, etc. Il est inutile d'insister davantage sur les inconvénients que présente une pareille coiffure ; la chevelure n'est nulle part plus riche que dans les pays où les femmes la couvrent à peine d'un voile léger, d'un voile en dentelle, en Corse, en Espagne (Dr Bazin).

De l'alopécie prématurée.

Il faut distinguer l'alopécie de la calvitie. La calvitie indique une absence de poils irrémédiable, irrévocablement établie, tandis que l'alopécie indique la chute des cheveux, chute qui se fait progressivement, successivement. Quand l'alopécie est naturelle, elle est le résultat du progrès des ans, elle précède toujours et aboutit à la calvitie. L'alopécie peut pourtant être prématurée ; elle apparaît fréquemment entre 30 et 40 ans, parfois plutôt, débutant par le sommet de la tête ou de la région frontale, et s'étendant à toute la partie supérieure du crâne, respectant pendant longtemps la nuque et les parties latérales.

Les causes qui déterminent le plus communément l'alopécie prématurée sont les suivantes :

L'hérédité.

Les maladies chroniques, qui impriment à l'organisme une débilitation générale et profonde, retentissant sur la nutrition du cuir chevelu de la même façon que sur une autre région du corps ; la phtisie, la chlorose, la syphilis, etc.

Certaines maladies aiguës graves : fièvre typhoïde, fièvres éruptives, etc.

L'humidité du cuir chevelu. Celle-ci peut être entretenue soit par des lotions ou lavages trop fréquents, soit par une transpiration abondante du cuir chevelu.

Nous avons déjà parlé de l'influence
fâcheuse que l'humidité exerce sur la vitalité
des cheveux. Les lavages trop fréquents du
cuir chevelu agissent défavorablement non
seulement en entretenant la racine des cheveux dans un état d'humidité, mais encore
en enlevant l'enduit sébacé qui se déverse
continuellement à la surface du cuir chevelu.
Une transpiration abondante, une sécrétion
exagérée de la sueur sur le cuir chevelu
agit de la même façon que les lavages prati-
qués d'une manière habituelle. On sait que
les arthritiques transpirent abondamment
du cuir chevelu, et que c'est pour cette raison qu'ils deviennent chauves de bonne
heure. L'arthritisme, dont la transpiration
n'est qu'une de ses manifestations, est donc
une des causes de l'alopécie prématurée.
Une transpiration abondante ne se rencontre
pas seulement chez les arthritiques ; elle
s'observe aussi chez ceux qui font usage
d'une coiffure lourde, étroite, telle que le
chapeau haut de forme, qui accroît la quan-

4

tité de la transpiration, emmagasine la sueur en l'empêchant de s'évaporer.

Chaque cheveu, on le sait, après avoir pris naissance dans le cuir chevelu, traverse une espèce d'ampoule remplie d'un liquide huileux, que les glandes sébacées y déversent continuellement ; ce liquide huileux se répand sur le cuir chevelu et lui forme une espèce de couche protectrice le rendant plus souple, plus élastique, moins sensible au froid et moins perméable à l'humidité ; il fournit de même aux cheveux un revêtement naturel qui le rend également plus résistant aux influences thermo-hygrométriques de l'atmosphère. Il est évident que cet enduit graisseux, fourni par la nature, est destiné à jouer un rôle favorable et indispensable au bon entretien et à la conservation de la chevelure ; sans cela, il n'existerait pas. Si donc on l'enlève plus souvent que de raison, à l'aide de lotions ou de savonnages fréquents, on favorise indubitablement une espèce d'état rhumatismal du cuir chevelu qui en gêne le fonctionnement et en diminue la vitalité. D'où la nécessité de ne se laver la tête que de temps à autre, lorsque cela est nécessaire, de la sécher ensuite soigneusement, et de faire, ainsi que nous l'avons déjà dit, une légère friction huileuse, de manière à lui restituer l'enduit graisseux que le lavage lui a enlevé.

L'état de sécheresse habituel du cuir chevelu. L'alopécie prématurée coïncide quelquefois avec une sécheresse absolue du cuir chevelu. Les cheveux, dits cheveux secs, c'est-à-dire ceux qui sont dépourvus de l'enduit sébacé, sont moins colorés, moins résistants et moins conservateurs de la chaleur pour les raisons exposées précédemment. On devra combattre cet état de sécheresse par des frictions huileuses pratiquées de temps en temps.

Le port de coiffures lourdes et étroites. Les vaisseaux sanguins qui viennent apporter la vie au cuir chevelu et, par suite, aux cheveux qui naissent dans son épaisseur, cheminent à la périphérie du crâne et viennent conver-

ger à son sommet. Si ces vaisseaux viennent
à être comprimés, leur calibre sera forcément diminué, et la quantité de sang qui
vient alimenter le cuir chevelu sera amoin-
drie ; par conséquent, les régions irriguées
par ces vaisseaux seront moins nourries, les
cheveux naissant dans ces régions auront
une vitalité plus faible et mourront préma-
turément. Or, il advient que par la nature
de la coiffure de l'homme (chapeau haut de
forme, schako, casque), il se produit une
constriction circulaire du crâne qui, petit à
petit, détermine la diminution du calibre
des vaisseaux sanguins, de telle sorte que
les parties du cuir chevelu alimentées par
ceux-ci subissent le contre-coup de cette
anémie inévitable, de ce défaut de nutrition
qui rend les tissus de ces régions moins
résistants. C'est pour cette raison que les
cheveux ne tombent que plus tard dans les
endroits où la coiffure lourde n'exerce pas
de constriction, et qu'ils persistent vigou-
reux, au-dessous de la ligne de la coiffure.

bien longtemps après que le sommet et la
région antérieure de la tête en sont dépourvus (Dr Guélpa). C'est encore pour cette
raison que la calvitie est moins fréquente
chez la femme que chez l'homme, parce que
la femme ne porte pas une coiffure exerçant
une compression circulaire autour de la tête;
qu'elle est moins fréquente chez les ouvriers,
par exemple, habitués à rester nu-tête la
plus grande partie du temps, que chez les
militaires obligés à porter presque constamment une coiffure étroite ou lourde. En
outre, il n'est pas toujours facile à ces der-
niers de s'éponger et de sécher leur cuir
chevelu aussi souvent que cela serait nécessaire.

*Les troubles apportés au fonctionnement du
système nerveux* par suite de travaux intel-
lectuels prolongés, de préoccupations mo-
rales, de soucis, de chagrins, d'excès véné-
riens, de veilles prolongées, etc.

Une mauvaise hygiène du cuir chevelu.
L'alopécie n'épargne pas les hommes chez .

lesquels la vie cérébrale fait à peu près défaut. Elle est chez beaucoup d'entre eux
favorisée par le manque de soins et l'absence
totale des plus vulgaires précautions hygiéniques. La couche de crasse qui recouvre le
cuir chevelu de beaucoup de paysans détermine chez eux une chute de cheveux précoce (Dr H. Fournier).

Il est probable que la plupart des causes
que nous venons de passer en revue agissent
rarement seules sur le développement de
l'alopécie, et qu'elles n'exercent ordinairement qu'une action passagère, mais qui
deviendra durable, si on ne se préoccupe
pas des soins hygiéniques à donner à la chevelure. La preuve en est que ces causes
exercent une influence toute différente chez
l'homme et chez la femme, du moins dans
la classe aisée de la société. Tandis que chez
celle-ci, la chevelure (à moins de cas excep-
tionnels) persiste très longtemps malgré les
causes que nous avons indiquées, l'homme,
au contraire, perd bien souvent prématuré-

ment et définitivement le plus grand nombre
de ses cheveux. Et ce fait, on peut le contrôler
facilement, surtout dans les familles arthritiques, où l'on constate assez régulièrement
l'alopécie très précoce des hommes et la
persistance normale de la chevelure des
femmes. Pourtant, si l'hérédité avait tant
d'influence, ou que, seule, elle exerçât de
l'influence sur l'apparition de l'alopécie, elle
ne devrait pas avoir de préférence pour un
sexe. C'est que l'homme ajoute à l'influence
de l'arthritisme l'influence exercée par une
mauvaise hygiène du cuir chevelu : tailles
trop fréquentes des cheveux, stagnation de
l'humidité ou de la sueur qui est plus accusée
chez eux, lavages quotidiens ou trop fréquents du cuir chevelu, port de coiffures
lourdes comprimant le crâne.

Or, il est incontestable que les cheveux
sont les moyens naturels de protection, de
défense contre les agents extérieurs et surtout contre les modifications de chaleur et
d'humidité de l'atmosphère. Si donc on sup-

prime trop fréquemment, par des coupes réitérées, ce vêtement naturel, il s'ensuit que la peau sous-jacente subit les impressions de la température ambiante et l'influence de ces états rhumatismaux du cuir chevelu, qui finissent par en épuiser la vitalité. Nous pensons que c'est en cela que réside la principale cause déterminante de l'alopécie prématurée chez les arthritiques qui, plus que les autres, sont aptes à subir le contrecoup des vicissitudes atmosphériques. Et que trouvent ces arthritiques pour se prémunir contre leur prédisposition à l'alopécie précoce ? Ils s'en rapportent à des coiffeurs qui les illusionnent avec des coupes fréquentes de cheveux ras, avec des brossages énergiques, avec des lotions ou des douches froides répétées !...

Certaines maladies locales du cuir chevelu : favus, pelade, teigne, impétigo, séborrhée. etc.

Toutes ces causes de l'alopécie nécessitent, outre des soins hygiéniques, un traitement médical. Ce serait sortir des limites du cadre assigné à cet ouvrage que d'exposer les méthodes thérapeutiques que chacune d'elle exige. Nous parlerons néanmoins d'un état particulier du cuir chevelu, dit *état séborrhéique*, parce qu'on l'observe très souvent, et parce que la plupart des personnes chez lesquelles il se rencontre ne le considèrent pas comme un état maladif du cuir chevelu devant nécessiter des soins spéciaux, bien qu'il soit peut-être la cause la plus fréquente de l'alopécie prématurée. Il existe deux espèces de *séborrhée :* la séborrhée sèche et la séborrhée grasse.

La séborrhée sèche est caractérisée par une desquamation furfuracée du cuir chevelu, en d'autres termes, par l'existence de ces pellicules, plus ou moins abondantes, qui saupoudrent si désagréablement la chevelure pour retomber de là sur le col de l'habit et sur les vêtements qu'elles encrassent.

Lorsque ces pellicules constituent des amas de squâmes réunies en croûtes jaunâtres, onctueuses, molles et néanmoins assez adhérentes au cuir chevelu, on a ce qu'on appelle la séborrhée grasse.

Nous ne saurions trop engager les personnes qui ont des pellicules à se faire soigner dès qu'elles s'en aperçoivent ; elles auront de grandes chances d'éviter une alopécie prématurée.

Le traitement de la séborrhée comprend une série de pratiques que nous exposerons succinctement.

Chez l'homme, les cheveux seront coupés aussi courts que possible. Cela sera d'autant plus nécessaire que les cheveux seront fins, grêles, clair-semés. Ils seront maintenus courts pendant quelque temps, grâce à des coupes successives. Ils seront coupés aux ciseaux, et non à la tondeuse ; ils ne devront pas être rasés.

On nettoiera ensuite le cuir chevelu. Si ce dernier est facilement irritable, on se servira d'eau tiède dans laquelle on aura battu un jaune d'œuf. S'il n'est pas irritable, on pratiquera des lotions savonneuses tièdes ;

on se servira d'un savon au Panama, d'un savon au goudron, au naphtol, ou à l'icthyol, suivant les indications du médecin.

On rincera le cuir chevelu avec de l'eau tiède pure, on le séchera avec des linges chauds, et on pratiquera une friction à l'aide d'un peu de coton imbibé d'une solution alcoolique (de rhum, d'alcoolat de mélisse, de lavande, de romarin, etc.), à laquelle on ajoutera de l'ammoniaque, de la teinture de quinquina, de la teinture de cantharides, suivant les indications et aux doses prescrites par le médecin.

En raison de la sécheresse que ces pratiques donnent au cuir chevelu, on les fera suivre de l'emploi de substances grasses : huile de ricin, huile d'amandes douces, huile de noisette, etc., ou moelle de bœuf, ou vaseline pure, auxquelles on ajoutera, selon les cas, du soufre, de la résorcine, du naphtol, de l'icthyol, du chlorhydrate de pilocarpine, etc. Les applications des corps gras se feront suivant la méthode qui a été

précédemment indiquée. Les formules des
solutions et des pommades varient à l'infini ;
et il est d'autant plus nécessaire de les varier
que l'on constate souvent que telle solution
qui n'a pas donné de résultats satisfaisants
chez un malade, produit d'excellents effets
chez un autre. On comprendra que nous ne
puissions donner ici une formule unique du
traitement, puisqu'elle doit être nécessairement modifiée, suivant les divers cas qui
sont soumis à l'observation du médecin.

Contre la séborrhée grasse, on se servira
de préférence de solutions, d'une solution de
polysulfure de potassium, par exemple, ou
du soufre en poudre, avec lequel on saupou-
dre le cuir chevelu.

Dans les cas où les cheveux sont secs.
cassants, on fera alterner les lotions avec
les pommades : on fera une lotion le matin.
par exemple, et on appliquera la pommade
le soir. Du reste, il faut bien dire qu'il est des
malades qui se trouvent mieux de l'emploi des
lotions, d'autres de l'emploi des pommades,

sans qu'il soit possible de prévoir d'avance, par simple examen, quelle est la préparation qui doit le mieux leur convenir. C'est alors une affaire de tâtonnement (Dr Brocq).

Le succès est d'autant plus à espérer que l'alopécie est à son début, et se rencontre chez un sujet encore dans la force de l'âge.

On comprendra, après ces explications, que nous ne puissions ici indiquer un traitement à suivre pour éviter l'alopécie prématurée, parce que s'il est employé sans discernement par un malade, et s'il n'est pas surveillé par un médecin, il peut être parfois nuisible au lieu d'être favorable. On comprendra encore pourquoi il faut se défier de tous les produits prônés comme *infaillibles* par le charlatanisme sous des noms plus ou moins retentissants, de toutes ces solutions, de toutes ces pommades dont l'annonce s'étale à la quatrième page des journaux comme assurant la repousse certaine des cheveux : prétendus remèdes offerts à la crédulité humaine par la spéculation, et dont

les promesses n'aboutissent ordinairement
qu'aux plus tristes déceptions.

De la canitie. -- Des teintures.

On donne le nom de *canitie* à la décolora-
tion des poils ou des cheveux qui prennent
une teinte blanche.

La canitie est plus précoce et plus rapide
chez l'homme que chez la femme. C'est un
fait que quiconque peut constater. Le plus
souvent les cheveux blancs commencent par
apparaître aux tempes, où par contre la
calvitie n'apparaît qu'à la fin ; il est probable
que l'apparition des premiers cheveux blancs
aux tempes est due à ce que la région
temporale est, plus que toute autre partie
de la tête, à cause des soins journaliers de
propreté, sujette à être lavée fréquemment
et dépouillée incessamment de l'enduit sébacé que la nature fournit constamment.

mais lentement, pour le fonctionnement du cheveu.

Un assez grand nombre de personnes sont assez disposées à croire que la canitie et la calvitie ne sont que deux manifestations différentes d'une même cause : la vieillesse du cuir chevelu. Il est vrai que ces deux états vont souvent de pair ; mais il n'est pas rare de les observer parfaitement distincts. On voit des hommes et surtout des femmes avec une chevelure abondante, mais totalement blanche ; et, d'autre part, on voit des personnes, surtout les hommes, qui ont le sommet et le devant de la tête complètement chauves, tandis qu'elles ont conservé une magnifique demi-couronne de cheveux bien colorés sur les parties postérieure et latérales du crâne. La calvitie et la canitie sont donc deux états du cuir chevelu bien différents et relativement indépendants.

On commence à grisonner vers l'âge de trente-cinq ans, puis l'on blanchit peu à peu. Cependant on peut blanchir de très bonne

heure, très rapidement et même *presque
subitement*, à la suite de maladies, de violents chagrins, d'émotions fortes, de ter-
reurs, etc. Aussi on peut dire que les troubles apportés dans le fonctionnement du
système nerveux jouent également un certain rôle dans la manifestation de la canitie.

Les personnes qui veulent dissimuler
l'existence de cheveux blancs ont recours
aux teintures. Mais aujourd'hui, bon nombre de femmes n'attendent pas d'avoir les
cheveux blancs pour se les teindre; il en est
qui rougissent d'avoir les cheveux noirs
encore à trente ans, et telles qui se couchent
brunes, se montrent blondes le lendemain
matin, sans chercher à ménager la transi-
tion, uniquement pour obéir à la mode et
pour donner à leur chevelure une couleur
qui siée bien à leur teint et à l'expression de
leur physionomie. Beaucoup d'hommes sont
atteints de la même faiblesse, et la crainte
du cheveu blanc les pousse aux plus noires

pratiques pour conserver leur aspect jeune et triomphant.

Mais une différence caractérisque sépare sur ce point les coquettes des vieux beaux qui ne veulent pas abdiquer. Les femmes, même les plus brunes, s'arrangent pour devenir rouges ou jaunes quand arrive l'âge de la désillusion et de la première ride; tandis que les hommes, même les blonds et les rouges, foncent en couleur jusqu'à porter une barbe et une chevelure du plus beau noir, lorsque sonne l'heure fatale de l'extinction des feux. Il est vrai de dire que ces petites supercheries ne trompent personne, et que ces pratiques, qui ont besoin d'être incessamment renouvelées, n'embellissent guère les personnes qui s'y adonnent.

Mais il n'y a pas de roses sans épines, ni de teintures sans inconvénients. La faiblesse humaine est une mine toujours facile à exploiter, et les petits flacons, couverts d'alléchantes promesses et vendus très cher dans le commerce, contiennent en général des

5

mixtures à base de sels métalliques qui ont des inconvénients pour la santé : elles altèrent la texture du cheveu, nuisent à sa vitalité, et peuvent être une cause d'irritation pour la peau et une cause d'intoxication pour l'organisme en raison de leur composition où entrent des sels d'argent, de cuivre, et surtout de plomb. On ne saurait donc approuver les personnes dont la préoccupation principale consiste à se teindre les cheveux sans souci de leur santé générale, car, si les teintures sont bonnes, elles contiennent, nous le répétons, des poisons assez violents. Les unes, dites teintures progressives, agissent peu à peu, en dix ou quinze jours, suivant l'intensité de la teinte que l'on veut obtenir ; ce sont ordinairement des solutions ammoniacales de nitrate d'argent dont le moindre danger est de provoquer des ophtalmies. Les autres, dites teintures instantanées, sont, la plupart du temps, une solution de litharge (sel de plomb) dans de l'eau de chaux (Dubrisay).

Il existe, du reste, deux sortes principales de teintures : les teintures brunes ou noires, et les teintures blondes.

Teintures noires. — Nous ne ferons que mentionner les teintures à base de noir de fumée et de charbon de liège, qui n'ont qu'une action passagère, et n'offrent, du reste, aucun danger.

Pour obtenir une teinte noire, on peut se servir des solutions suivantes, que l'on fait réagir l'une sur l'autre en les appliquant alternativement à l'aide d'une petite brosse :

Soit une solution de nitrate d'argent suivie d'une solution de fleur de soufre ;

Soit une solution d'acide pyrogallique suivie d'une solution de nitrate d'argent et de sulfate de cuivre ; ·

Soit une solution de nitrate d'argent et de sulfate de cuivre suivie d'une solution de sulfure de sodium.

La teinture brune peut être obtenue encore :

Soit avec une solution ammoniacale de

nitrate d'argent, connue sous le nom d'Eau
de Figaro ;

Soit avec une solution d'acide gallique et
de nitrate d'argent connue sous le nom de
teinture américaine :

Soit avec une solution de nitrate d'argent
connue sous le nom de *teinture égyptienne*
ou *éthiopique ;*

Soit avec des solutions à base de fer (d'a-
cétate de fer ou d'oxyde de fer) ;

Soit avec des solutions à base de plomb
(d'acétate de plomb ou d'oxyde de plomb).
Les teintures appelées l'*Eau des Fées*, l'*Eau
de la Floride*, l'*Eau Magique*, l'*Eau de
Ninon*, ne sont autre chose que des solutions d'oxyde de plomb et d'hyposulfite de
soude.

Quant aux teintures à base de nitrate
d'argent ou de cuivre, si elles sont peu
redoutables au point de vue des effets géné-
raux, elles produisent fréquemment une
irritation locale (érythème, éczéma), qui
altère le cheveu et prédispose à l'alopécie

précoce. Elles présentent aussi l'inconvénient de noircir la peau sous-jacente, si on
ne prend pas la précaution de la laver
immédiatement avec une solution de sel
marin ou de cyanure de potassium, sel
éminemment toxique, ainsi que chacun le
sait.

Les préparations métalliques les plus
dangereuses sont celles à base de plomb ;
elles exposent les personnes qui en usent à
tous les accidents d'empoisonnement par le
plomb.

Les teintures brunes les plus inoffensives
sont celles à base de sulfate de fer ou
d'acétate de fer, qui donnent une assez
bonne coloration brune.

On a retiré aussi, par la distillation de la
houille, certaines teintures noires qui exercent une action irritante sur la peau.

On voit donc, par ces exemples, combien
il importe d'être circonspect dans l'emploi
des divers produits servant à teindre les
cheveux en noir, et à quels dangers on s'ex-

pose pour obéir à un mouvement irréfléchi de coquetterie.

Quant aux teintures qui donnent les diverses nuances châtain, ce sont les substances colorantes à base de tannin : le brou de noix, la noix de Galles, généralement inoffensives, et l'acide pyrogallique, dont on ne doit se servir qu'avec précaution.

On sait que toutes les huiles (l'huile de cade, l'huile de coloquinte, de macis, etc.) foncent la coloration des cheveux. Aussi les blondes, qui tiennent à conserver leur nuance, ne se servent jamais d'aucune huile.

Teintures blondes. — La préparation de beaucoup la plus usitée pour teindre les cheveux en blond est l'eau oxygénée, qui rend le cheveu sec et cassant.

On se sert aussi de la teinture de curcuma, d'une macération de rhubarbe dans du vin blanc. Mais ces teintures sont peu solides, surtout celle qui provient de la rhubarbe.

On obtient encore, à l'aide d'un mélange de poudre de henné et d'indigo, des colorations brune, chatain-clair ou blonde, suivant les proportions du mélange employé.

En règle générale, les teintures ne siéent bien qu'aux visages qui n'ont pas vieilli. Mais, quoi qu'il en soit, il vaut mieux se résigner sans dépit à laisser les cheveux blanchir avec l'âge, et leur conserver leur teinte naturelle. Agir autrement constitue une coquetterie mal placée qui rend souvent ridicule et expose parfois à de sérieux dangers. Mademoiselle Mars, elle aussi, se teignait les cheveux dans l'espoir de faire croire à une éternelle jeunesse, lorsqu'une nouvelle application de teinture détermina, sans cause appréciable, de tels désordres cérébraux qu'elle succomba en une nuit.

Des coiffures artificielles.

Parmi les postiches, il en est qui ont pour objet la protection du cuir chevelu : les perruques. Il en est d'autres qui ne constituent que des accessoires d'ornement : faux-chignons, fausses nattes, faux bandeaux, que beaucoup de femmes portent aujourd'hui dans le but de suppléer à ceux qui leur manquent, de réparer les vides d'une chevelure devenue trop rare, de lui restituer, en un mot, l'ampleur et les dimensions réclamées par la mode.

La perruque ne devient une nécessité que chez les personnes valétudinaires ; chez celles qui n'ont jamais cessé de se couvrir soigneusement la tête, dans le temps où elles possédaient toute leur chevelure, et qui, devenues chauves, se trouvent sous ce

rapport complètement désarmées en présence de certaines convenances que la
société nous impose ; enfin , chez celles
dont la chevelure s'est rapidement dégarnie
à la suite d'une maladie grave.

Mais il ne s'ensuit pas que la calvitie
entraîne forcément la nécessité de porter
une perruque. Il est des personnes qui.
ayant perdu leurs cheveux lentement.
d'année en année, se sont habituées peu à
peu à la perte de leur cheveux, et qui ne
souffrent nullement des influences variables
de la température.

Le port de la perruque offre certains
inconvénients. Toute perruque, si légère
qu'elle soit, devient vite grasse et sale,
constitue pour le cuir chevelu une cause
d'irritation, et. pour les cheveux qui restent
et qu'elle comprime sous son tissu, une
cause puissante de destruction ou d'amoin-
drissement. De plus, elle peut apporter (les
faux cheveux n'ayant pas toujours une ori-
gine connue) aux cheveux qui restent, les

germes d'une affection contagieuse du cuir chevelu : pelade, teigne, etc.

Si le port de la perruque est devenu une nécessité, il faut que la perruque soit auss légère que possible, facilement perméable à l'air et à la vapeur de la perspiration cutanée ; les ressorts qui tiraillent les cheveux. les substances agglutinatives qui les engluent, seront absolument proscrites ; elle doit être nettoyée fréquemment et renouvelée au besoin ; enfin, il est très important de la retirer toutes les fois que la chose est possible, afin d'aérer et de rafraîchir la tête (Dr Bazin).

Hygiène prophylactique des maladies contagieuses du cuir chevelu.

Les maladies contagieuses du cuir chevelu sont : la pelade, la teigne tonsurante et

la teigne faveuse, dues à des parasites végétaux, à des espèces de champignons qui dé-
truisent le cheveu.

Personne aujourd'hui n'ignore plus l'éclo-
sion de ces diverses maladies par la voie trop
facile de la contagion. Indiquer les modes de
contagion ainsi que les moyens de s'y soustraire, là doit se borner notre rôle d'hygié-
niste.

La contagion survient par l'intermédiaire
des instruments de toilette (peignes, brosses, ciseaux, tondeuses, rasoirs, cuirs à
rasoirs, éponges, houpes, etc.) ; par les
mains du coiffeur atteint lui-même de pelade
ou de la teigne ; par le contact de certains
animaux domestiques atteints également
d'une affection parasitaire (chats, perru-
ches, etc.) ; par les échanges de coiffure ;
par le voisinage et le contact d'individus
atteints de ces affections ; par le contact de
la tête avec un drap, un oreiller ayant servi
à un teigneux, à un peladique.

On comprend dès lors que les mesures

prophylactiques consistent à n'avoir que des
instruments de toilette absolument person-
nels, à les faire désinfecter de temps en temps,
ainsi que nous l'avons indiqué, à obliger le
coiffeur à plonger son rasoir dans l'eau bouillante avant de s'en servir, à n'échanger des
coiffures sous aucun prétexte, à ne pas
partager sa couche avec un teigneux, à ne
pas reposer sa tête ou s'étendre sur des lits
ou traversins ayant servi à d'autres personnes, à ne pas appuyer sa tête sur les coussins
d'un vagon ou d'un omnibus sans avoir
interposé un mouchoir entre sa nuque et les
coussins ou parois de la voiture, à surveiller
soigneusement les animaux domestiques
avec lesquels on est en contact journalier.

Quant à l'individu atteint de la pelade ou
de la teigne, il doit prendre des précautions
d'abord vis-à-vis de lui-même pour ne pas
s'exposer à se réinfecter constamment,
ensuite vis-à-vis de ceux au milieu desquels
il vit, pour ne pas les contaminer.

Sans revenir sur les mesures préserva-

trices dont nous venons de parler, le malade
doit, en outre, avoir les cheveux et la barbe
constamment coupés ras ; se laver chaque
matin la tête et la barbe avec de l'eau
chaude et du savòn, sans préjudice du traitement qui lui aura été ordonné ; se tenir la
tête constamment couverte avec une coiffure
doublée d'une coiffe de toile, qui sera
changée chaque jour et lavée chaque fois à
l'eau bouillante, avant un nouvel usage ; ou,
tout au moins, avoir les surfaces malades
exactement oblitérées avec des bonnets, des
perruques partielles ou totales, des emplâ-
tres agglutinatifs ou des collodions médica-
menteux, afin d'empêcher la diffusion des
germes contagieux dans l'atmosphère ; porter la nuit un bonnet qui sera également
changé toutes les vingt-quatre heures.

Pour le malade qui vit dans sa famille,
ces précautions suffisent ordinairement à
préserver son entourage, à la condition
qu'elles soient exécutées ponctuellement.

La présence dans une école d'un enfant

affecté de la pelade ou de la teigne devient
un danger permanent pour ses condisciples ;
aussi sera-t-il urgent de l'en éloigner
jusqu'à guérison complète certifiée par un
médecin.

TABLE DES MATIÈRES

———

www.ingramcontent.com/pod-product-compliance
Lightning Source LLC
Chambersburg PA
CBHW071252200326
41521CB00009B/1726